①天看③分钟
极速**强化视力**的
加博尔视标

〔日〕平松类———— 著 陈憧憧————译

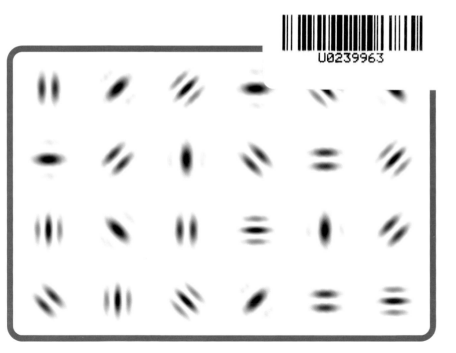

U0239963

北京科学技术出版社

读者须知

医学是随着科学技术的进步与临床经验的积累而不断发展的。本书中的所有建议均是作者结合自身临床经验审慎提出的，虽然如此，你在采纳之前还是应考虑自身情况与医生的建议。此外，如果你想获得详尽的医学建议，请向有资质的医生咨询。因本书相关内容造成的直接或间接不良影响，出版社和作者概不负责。

1NICHI 3PUN MIRUDAKEDE GUNGUN MEGA YOKUNARU! GABOR EYE
Copyright © 2018 Rui Hiramatsu
First Published in Japan in 2018 by SB Creative Corp.
All rights reserved.
Simplified Chinese Character rights ©2020 by Beijing Science and Technology Publishing Co., Ltd.
arranged with SB Creative Corp.,Tokyo through Pace Agency Ltd.

著作权合同登记号　图字：01-2020-1692

图书在版编目（CIP）数据

1 天看 3 分钟　极速强化视力的加博尔视标 /（日）平松类著；陈憧憧译. —北京：北京科学技术出版社，2021.2（2021.10 重印）
　ISBN 978-7-5714-0889-3

　Ⅰ. ① 1… 　Ⅱ. ①平… ②陈… 　Ⅲ. ①视觉障碍—康复训练 　Ⅳ. ① R777.409

中国版本图书馆 CIP 数据核字（2020）第 068355 号

策划编辑：陈憧憧
责任编辑：田　恬
责任校对：贾　荣
责任印制：李　茗
图文制作：天露霖文化
出 版 人：曾庆宇
出版发行：北京科学技术出版社
社　　址：北京西直门南大街16号
邮政编码：100035
电话传真：0086-10-66135495（总编室）　0086-10-66113227（发行部）
网　　址：www.bkydw.cn
印　　刷：北京宝隆世纪印刷有限公司
开　　本：880mm×1230mm　1/32
字　　数：44千字
印　　张：3.5
版　　次：2021年2月第1版
印　　次：2021年10月第2次印刷
ISBN 978-7-5714-0889-3

定　　价：49.00元

序言

"真的有能够改善视力的方法吗？"

作为眼科医生，这是我经常被问到的一个问题。当然，如果进行手术的话，视力自然可以得到提升。但各位想咨询的，是无风险的视力提升方法。其实，的确存在这样的方法。

我长年从事眼科工作，刚开始的时候也认为根本不存在无风险的视力提升方法。无论是在电视里还是在书籍中，那些被介绍过的改善视力的方法，都确实有一定的效果。我自己也曾在电视等媒体中介绍过许多恢复视力的方法。然而，无论哪一种方法，支持其实践的科学依据都很有限，这让我感觉有些不满足，想着如果能有更确切改善视力的方法就好了。

因此，在被问到有没有被科学证实过的改善视力的方法时，我一直都说"很遗憾……"。

怀着想找到更好的方法的心情，我进行了许多调查研究，阅读了与视力问题相关的100多篇论文以及140多册医学专业书籍。我还阅读过120多册宣称"能够治好某某视力问题"的大众杂志和科普图书。从一些相当奇怪的偏方，到归根结底还是需要进行手术的方法，我看到了很多，但是很遗憾，在日本国内我还是没有找到多少有效的信息。

在查阅海外研究文献时，我发现了使用"加博尔视标"的视力恢复方法。关于这一方法，不仅当地媒体有所报道，一些专业运动员甚至飞行员也做过尝试。

令人惊奇的是，这种视力恢复方法的效果是经过科学研究证实的。

说实话，到了这一步，我还是对其效果有所怀疑。于是，我就请患者进行尝试，这些患者有的是近视眼，有的是老花眼。尝试的结果表明，这个方法的效果比我预想的还好，而且没有副作用。因此，我给自己的父母也推荐了这个方法。

在参与《能够找到主治医生的诊所》这一电视节目时，我首次向一般人群推荐了这一视力改善方法。

我的推荐引发了巨大反响。此后，我接受了多种媒体的采访。

然而，杂志会受到版面的限制，电视的播出时间也非常有限，因此，关于此方法的很多要点我都没能完整地传达给大家。

为了将"加博尔"视力训练完整地呈现给大家，我考虑出版一本书，本书就是在这样的背景下诞生的。

虽然网上也有一些关于"加博尔"视力训练的应用程序，但如果是在手机等电子设备上进行练习，很多人可能担心蓝光会对视力造成影响。因此，我认为出版纸质书是很有必要的。

无论是老花眼的人，还是近视眼的人，抑或两者皆有的人，我都衷心希望你们能够通过本书改善视力。

请务必通过本书"窥探"一下改善视力的秘诀。

平松类

目录

了解"加博尔"视力训练 ·········· 7

改善视力,并非一件简单的事情 ·········· 8

为什么通过"加博尔"视力训练可以改善视力? ·········· 15

经过科学验证,在美国引起反响 ·········· 18

"加博尔"视力训练也能预防阿尔茨海默病 ·········· 19

"加博尔"视力训练问答 ·········· 28

实践"加博尔"视力训练 ·········· 31

训练题目 ·········· 32

参考答案 ·········· 62

延伸训练 ·········· 91

透视训练 ·········· 92

视野恢复训练 ·········· 94

更多视力提升方法 ·········· 97

方法 1: 远近拉伸训练 ·········· 98

方法 2: 眼部热敷 ·········· 100

方法 3: 多吃菠菜 ·········· 102

方法 4: 云雾法 ·········· 103

附录 ·· **105**

附录 1: 老花眼患者专用近视力检查表 ······················· 106

附录 2: 近视眼患者专用远视力检查表 ······················· 108

结语 ··· 110

参考文献 ·· 111

了解"加博尔"视力训练

改善视力，并非一件简单的事情

你是否认为视力是无法改善的而已经放弃了呢？

无论是上了年纪之后出现的老花眼，还是通常被认为因为长时间读书、学习、看电视或玩游戏而引起的近视眼……

针对这些视力问题，迄今为止，你可能已经尝试过多种改善视力的方法。

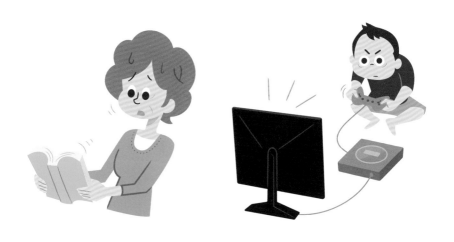

那么，通过这些尝试，你的视力成功提升了吗？

如果答案是否定的，其原因并不难推测。

首先，改善视力的方法实施起来常常会很麻烦。比如说，要进行眼球运动的训练，或者必须吃这样或那样的食物……

还有一些方法，像"视线交叉法"，会要求使用特殊的视物方法来进行训练（使左右眼视线交叉，左眼视线对准右边的图片，右眼视线对准左边的图片）。

我经常听到一些来自患者的反馈，说这些方法"做不到"或者"难以坚持"。

最近也有一些改善视力方面的书籍出版，书中提供的方法仅仅需要我们去浏览书中的图片。

这看起来好像非常轻松，但使用这些方法真的能改善视力吗？

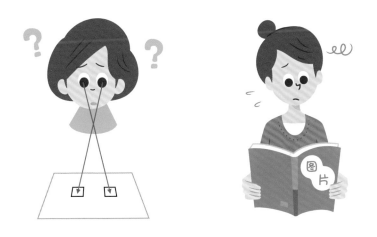

归根结底，迄今为止那么多改善视力的方法之所以没能见效，原因主要在于以下两点：

1. 难以坚持下去。

2. 因为对效果心存疑虑而中途放弃。

但是，就这样便对改善视力彻底放弃还为时尚早。

出版本书，就是为了有效解决上述问题。

在本书中，我提倡大家使用的，是一种被称作"加博尔视标"的条纹图案。

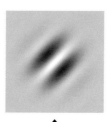

这就是"加博尔视标"

通过应用"加博尔视标"，能够切实解决以上两个问题。

"只是凭借这种奇怪的条纹图案吗？这会不会是骗人的？"

读到这里，你也许是这样想的，但请耐下心来，继续往下看，本书的内容不会让你的期待落空。

首先，让我简要说明一下训练方法。

这种视力训练方法非常简单，只要找出完全相同的视标就可以。

可以用做游戏的心态去尝试，非常有趣！

与这个视标完全一致的是哪一个？

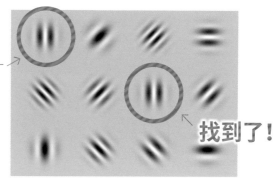

找到了！

这种视力训练方法还有一个好处，那就是用时短，**每天大概只需要 3 分钟**。即使有时候稍稍偷懒，也不会对效果产生太大的影响。

此外，因为使用的不是像"视线交叉法"那样的特殊训练方法，所以做起来不存在门槛，**无论是谁都可以尝试。**

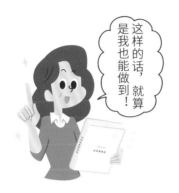

本书中将运用"加博尔视标"进行视力训练的方法称为"'加博尔'视力训练"。

只要本书在手边，**无论何时何地都可以进行练习。**

我建议你把本书放在包里，随身携带。无论是在公共交通工具上，还是在工间休息时，抑或在等人的时候，只要有一点空余的时间就可以拿出来练习。

按以上方法实践的话，第一个问题（难以坚持下去）就可以得到解决。

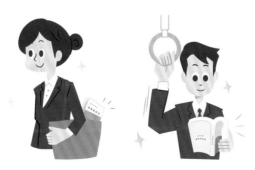

那么，接下来就轮到第二个问题了：对是否真正有效心存疑虑。

实际上，本书最大的作用正是对"是否真正有效"这一疑虑的消解。

因为本书介绍的方法，是被称为目前**世界上唯一被科学证明有效的视力改善方法**[1]。

以**加利福尼亚大学**为首的许多世界顶级研究机构都对此视力训练方法进行了实证研究，并发表了认可其功效的研究报告。这在美国引起了很大的轰动（虽然听起来有点像电影宣传语），著名的《纽约时报》也对此进行了报道。

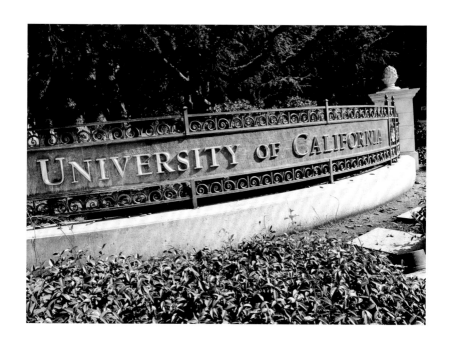

更加详细的内容我会在后续章节中进行介绍，这里只对其原理进行概括性说明。

1　指在通过锻炼大脑恢复视力的领域。

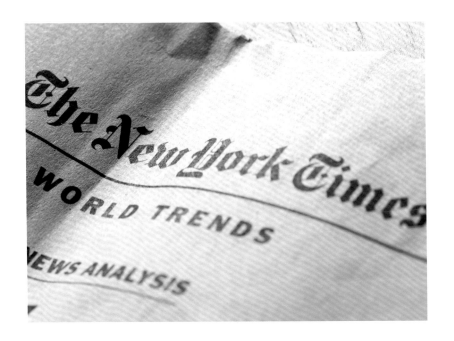

视力主要由两个因素决定：一是眼球，二是大脑。

如果用相机的构造来进行解释，可能会更加容易理解。

眼球相当于相机的镜头，而大脑则相当于负责处理图像信息的部件。我们看到的景物，就相当于相机拍出来的照片。

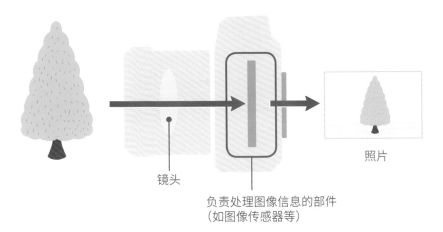

镜头

负责处理图像信息的部件
（如图像传感器等）

照片

人类会将通过眼球这一"镜头"捕捉到的图像信息在大脑中进行加工处理，我们正是通过这个过程来认识自己看到的东西的。

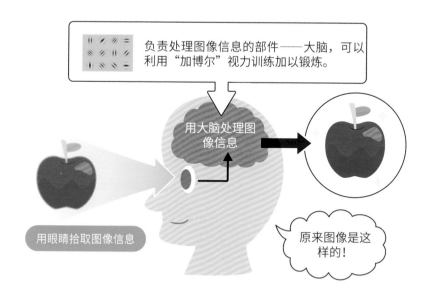

负责处理图像信息的部件——大脑，可以利用"加博尔"视力训练加以锻炼。

用大脑处理图像信息

用眼睛拾取图像信息

原来图像是这样的!

"加博尔"视力训练能够有效锻炼大脑，其机理已经过科学证实。

"加博尔"视力训练对于训练者的年龄和基础视力状况没有特殊的限制。

这一次，真正通过训练来改善你的视力吧!

为什么通过"加博尔"视力训练可以改善视力？

"加博尔"视力训练可以提升视力的原因在前文中已经略有提到，那就是该方法可以通过锻炼大脑来改善大脑的功能。

通常的视力改善方法是通过改善眼球的状态来提升视力的，但"加博尔"视力训练具有特殊性，它通过锻炼大脑来改善视力。

这究竟是如何实现的呢？

平时我们看东西的时候，使用的是眼睛这一器官，想必这对大家来说是一项理所当然的认知。然而，有时候仅凭眼睛是无法清晰获取事物的图像信息的。

为了说明这一点，让我们来做一个实验。这里使用的是下页上图所示的印有红心与黑桃图案的图片。

步骤：

1. 保持印有上述图案的页面打开的状态拿起本书，将手臂向前伸展，保持如下页下图所示的姿势。

2. 闭上左眼，只睁开右眼。

3. 用右眼凝视图片左侧的红心图案。

4. 移动手中的书，使其逐渐向脸部靠近。

在把书向脸部靠近的过程中，从某一个位置开始会看不到黑桃图案。这个黑桃图案消失的地点，就是所谓的"盲点"。

从上面这个小实验我们可以得知，用单只眼睛去观察事物，所能观察到的范围其实存在一定的缺损。如果这种缺损出现在日常生活中，就会给我们造成很多困扰。这时，大脑就会去"弥补"这一缺损，让我们仿佛看到了缺损的那部分一样。

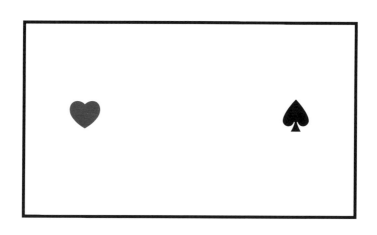

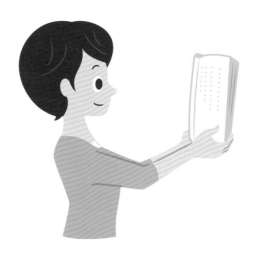

　　如果不是像实验中那样缓慢而专注地去观察，我们很难察觉到盲点的存在。

　　日常生活中，盲点通常只在短短的一瞬间出现。这时，我们的大脑会对眼睛实际上没有看到的部分进行推测，并在我们毫无察觉的情况下补全我们实际上没有看到的东西。所以，日常生活中，我们基本察觉不到盲点的存在。

其他情况下，比如辨别写得非常潦草的字时，大脑同样会帮助我们补全眼睛实际上没有看到的东西。

当我们的眼睛近视或老花只能看到非常模糊的景象时，我们的大脑也会尽力去弥补，使景象清晰一些。

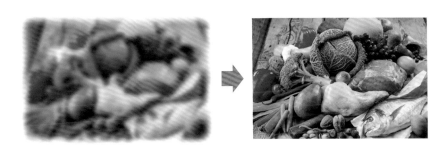

"加博尔"视力训练能够锻炼到的，就是这种使模糊的景象清晰起来的能力。因此，这种方法才对近视、老花甚至弱视等多种视力问题都有效。

在"加博尔"视力训练中使用到的特殊条纹图案——"加博尔视标"，是"加博尔转换"这一数学处理过程的产物。"加博尔转换"是加博尔·德奈什博士的发明，他本人曾在 1971 年因发明全息摄影而获得诺贝尔物理学奖。

经过"加博尔转换"后产生的条纹图案，已被科学研究证实会对控制我们视物的大脑区域"视觉皮层"产生强烈的作用。因此，观察"加博尔视标"，就会对视觉皮层产生有效的刺激。

"加博尔视标"及其背景都应该是黑白的，因为研究表明，只有黑白的视标和背景组成的图案才对改善视力有效。

如果视标是五颜六色的，这可能看上去比较好看，但效果难以保证。虽然看起来很朴素，但为了让你取得切实的视力改善效果，本书还是坚持全部使用黑白视标和背景来制作训练图案。

经过科学验证，在美国引起反响

以加利福尼亚大学为首，多个世界前沿的研究机构发表的研究报告都表明，"加博尔"视力训练能够刺激大脑视觉皮层，提升视力。

加利福尼亚大学的实验，以加利福尼亚大学的 16 名大学生（男、女各 8 人）和住在大学周边的 16 名 65 岁以上的老年人（男、女各 8 人）这两个群体为对象，对这 32 人进行了为期 1 周的实验观察。结果，大学生与老年人这两个群体的视力都有所提升[1]。

美国的堪萨斯大学也进行了类似的研究，并取得了不错的结果：近视眼群体的远视力从平均 0.4 提升到了平均 0.6，老花眼群体的近视力从平均 0.3 提升到了平均 0.6；参加实验的志愿者不论年龄如何，视力都有提升。

2017 年，以《通过锻炼大脑来提升视力》为题的文章刊登在《纽约时报》上，使这一改善视力的方法在美国产生了广泛影响。

---

1 详情可参考本书参考文献：Improving vision among older adults: behavioral training to improve sight.

"加博尔"视力训练也能预防阿尔茨海默病

　　增强大脑处理信息的能力，除了可以提升视力，在其他许多方面也能起到积极的效用。

　　通过锻炼大脑，"加博尔"视力训练也能对阿尔茨海默病起到预防作用。

　　此外，我们也可以期待其在改善注意力、预防健忘方面取得积极效果。

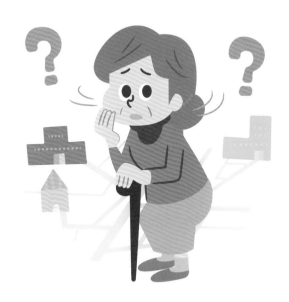

女演员泽田亚矢子：

采用"加博尔"视力训练法仅仅 1 个月，我的视力就从 0.6 提升到了 1.0

在之前的生活中，我完全无法摆脱老花镜。然而现在，我可以凭借裸眼视力来读书，生活中也少了许多困扰。

55 岁开始，我感觉看东西逐渐吃力。正备受老花眼困扰时，我参加了东京电视台的《能够找到主治医生的诊所》这一健康节目的录制。通过这个节目，我对"加博尔"视力训练这一号称能减慢老花眼发展速度的训练方法进行了为期 1 个月的尝试，并详细记录了视力的变化情况。

在这个节目中，（本书作者）平松老师将"加博尔"视力训练这一方法传授给我。我还结合了远近拉伸训练和眼部热敷这两种方法，进行了 1 个月的实践。

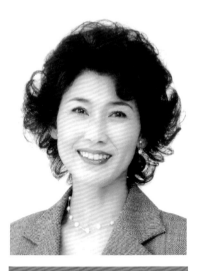

泽田亚矢子
1949 年 1 月 1 日出生于日本北海道。1973 年通过《山蓟花》一歌出道。此后，主持过日本电视台的《看啊看啊你好啊》等节目，参演电视剧曾在《周二悬疑剧场》中播出，并出演电影《老师》等，还广泛参与电视广告、舞台剧、综艺节目等的录制。

"加博尔"视力训练让惯于偷懒的我也成功坚持了下来

　　"加博尔"视力训练的主要方法是寻找同样的条纹。我遵从医生的话，以享受锻炼的过程为目标进行了实践。平松老师告诉我，即使找到的不是真正相同的条纹也没关系，不用刻意去确认答案是否正确。这一点，对惯于偷懒的我来说非常"可贵"。在家训练时，我都是在客厅里每天悠闲地练习5分钟，或是在午饭后，或是在睡觉前，或是其他可以坐在椅子上放松的时候。

　　辅助性的远近拉伸训练，只需要交替看30厘米的近处和2米外的远处就可以了。其原理是通过交替看近处和远处来锻炼睫状肌。看电视的间隙，或是在跑步中途等待红绿灯的时候，都可以进行这项练习。只需要一根手指就可以进行训练是其独特之处。

　　至于眼部热敷，我使用的是热敷眼贴。这个方法的体验感非常好，我有时会在热敷的过程中舒适地入睡。

通过1个月的训练，我的近视力由0.6提升到了1.0

　　训练1个月之后，我的近视力有了显著提升——从0.6提升到了1.0。更令我意外的是，不光近视力得到了提升，我的远视力也得到了改善。

我终于可以告别近视镜和老花镜了。之前我在家里 4 个地方都放了一副老花镜备用，而现在，我几乎忘了它们在哪儿。

之前去工作现场的时候，我也要随时携带老花镜。自从进行了"加博尔"视力训练，无论是脚本还是提词板，我都可以用肉眼进行阅读。

开车也变得轻松多了，我能比之前更清晰地看到信号灯，视野也更广了。

因为可以更快速地注意到自己输入的错字，所以写博客用的时间也比以前大幅缩短了。使用 LINE（一种聊天软件）进行交流也更加流畅了。对于看手机里的小字也不再有抗拒心理了。

看电视的时候，以前是还没读完字幕就消失了，现在读字幕的速度也快了。

最令我高兴的还是化妆的时候。以前化妆都要戴着老花镜，画眼线的时候需要把眼线笔从眼镜和脸的缝隙间伸进去，现在摘掉了老花镜，化妆变得轻松了许多。

停止训练半年后，效果仍在持续

虽然停止训练到现在已经有半年多了，但我的视力依旧保持得很好。当然，在长时间看手机、长时间用电脑等频繁用眼看近处的时候，还是会出现眼前模糊的情况。这时我会立刻进行"加博尔"视力训练，训练后，眼前模糊的症状就能迅速得到缓解。

　　随着年龄的增长视力下降的人想必不在少数。然而，我感觉大部分人都还不知道有这么好的视力改善方法，很多人认为老花眼是不可逆转的，只能通过戴眼镜或者使用放大镜来解决。

　　我个人因为"加博尔"视力训练的缘故，远视力与近视力都得到了改善。就如同锻炼肌肉可以防止肌力下降一样，只要坚持进行"加博尔"视力训练，就能体会到视力的改善。

更多反馈

※ 本部分的人物姓名皆为化名。

用语解说

◆ "加博尔"视力训练：本书的核心主题，看视标就可以进行的简单训练。

◆ 远近拉伸训练：只需要使用食指就可以进行的简单视力训练方法（详情请参见本书第 98~99 页）。

◆ 眼部热敷：一种温暖眼睛的视力保护方法（详情请参见本书第 100~101 页）。

令人不敢相信的是，我的左眼远视力从 0.4 提高到了 1.0

折原沙耶（40 多岁，女性）

通过训练，我的远视力有了显著的改善，右眼从 0.7 提升至 1.2，左眼从 0.4 提升至 1.0，双眼视力则从 1.0 提升至 1.2。

我经常在地铁里做"加博尔"视力训练，大概每次用 1 分半时间，每天做 1 ～ 3 次。之后再仅凭借体温进行约 15 秒的眼部热敷。同时，我也进行了远近拉伸训练，保持眼睛聚焦的状态认真观察近处和远处。

不清楚我的视力改善究竟是哪一种方法的效果，不过在做"加博尔"视力训练的时候，我确实体会到眼部肌肉进行调整的感觉。此外，我感觉眼睛干涩也有所减轻，眼垢也变少了。

77 岁时，我的远视力与近视力都提升了 0.2

松浦忠雄 (70 多岁，男性)

因为我的年龄比较大了，所以在训练前，我感觉自己的视力应该不会有什么大的改善。但是，书中的方法对老年人来说也没有什么难度，所以我就抱着试试看的心态进行了练习。"加博尔"视力训练我安排在每天的早、晚饭后；远近拉伸训练我安排在家里和在散步的时候做，每天做 5 次左右；眼部热敷我用的是将手掌摩擦起热后敷眼的简易版，每天做 3 次。

为期 4 周的训练结束后，我的远视力与近视力都提升了 0.2。最令我感到欣喜的是，原本到了傍晚眼睛就会疲劳的现象现在没有了。这让我意识到，"加博尔"视力训练是一种不受年龄限制的视力恢复方法。

4 周内我的近视力提升了 0.3

近藤百合子 (50 多岁，女性)

工作日，我每天午后与睡前都要进行"加博尔"视力训练与远近拉伸训练。休息日，我会在上午再多练 1 次。"加博尔"视力训练就像做游戏，过程令人感到愉悦。眼部热敷我在每晚泡澡时用热敷眼贴进行。

通过训练和热敷，我感觉眼睛不易疲劳了。我经常整天盯着电脑或长时间看资料，之前一到傍晚就会感到头痛或肩膀僵硬。开始训练后，症状得到了明显缓解。

在近视力方面，改善的效果非常显著，4 周内，我的近视力从 0.7 上升至 1.0。在远视力方面，我的右眼、左眼与双眼视力都提升了 0.1。

真的有效，我的远视力在 4 周内上升到了 1.2

坂本慎一郎（40 多岁，男性）

通过训练，我的远视力在 4 周内从 0.9 变成了 1.2。说句真心话，因为这个训练过于简单，做起来也不累，所以刚开始的时候我对它的效果是半信半疑的。但是在进行了视力检查后，我的视力真的提升了，这令我很惊讶。

"加博尔"视力训练，我充其量就是晚饭后做一下，并没有花多少时间。

虽然我觉得这个方法不一定对所有人都有效，但是在我这里确实取得了令人惊讶的效果，所以我还是想推荐周围的人也尝试一下。

练习的次数越多，眼睛聚焦所需的时间就越短

藤本珠惠（50 多岁，女性）

与孩子和丈夫一起做"加博尔"视力训练，更有做游戏的感觉，我很快就沉迷于其中。

远近拉伸训练，我一般在单位做，看近处的时候看电脑画面，看远处的时候注视安全出口处的指示灯牌。练习的次数越多，我感到眼睛聚焦到灯牌上所需的时间就越短。

眼部热敷我用的是一次性眼贴。这种眼贴用起来很舒适。听说 11 月[1] 左右可以买到用微波炉加热后多次使用的眼贴，我打算今年冬天试一下。

1　2018 年 11 月。

很容易坚持，我的远视力与近视力都得到了改善

野沢直哉 (60多岁，男性)

原来，我的远视力，右眼是 0.6，左眼是 0.5，双眼是 0.6。训练 4 周后，全部变成了 1.0。这是真实的效果。在近视力方面，我也取得了良好的效果，右眼从 0.1 提高到了 0.3，左眼从 0.4 提高到了 0.7，双眼视力从 0.5 提高到了 0.8。

我做"加博尔"视力训练，就像吃药一样，每天固定时间进行，基本都安排在饭后，这样很容易就形成了习惯。远近拉伸训练则作为一种转换心情的手段，一般在阳台、公园等地点进行，我还自己配合上了深呼吸，有节奏地进行练习。至于眼部热敷，我用的是微波炉加热毛巾，外面再裹上一条毛巾来热敷的方法，这样可以让毛巾保持适当的温度使用约 5 分钟，我很推荐这个方法。

颜色和光线都变得更清晰了

岛田芳子 (30多岁，女性)

我是近视，在进行了 3 周的"加博尔"视力训练后，我的右眼视力从 0.7 提升到了 0.9，左眼视力从 0.6 提升到了 0.8，双眼视力从 0.9 提升到了 1.0，不但视力提升了，颜色和光线也看得更清楚了。

"加博尔"视力训练，我一般在坐地铁的时候做，每次做 10 分钟左右。无论何时何地都可做这一点很令人开心。我也没有因为练习而感到眼睛疲劳，甚至可以说我的眼睛因此而变得不容易疲劳了。

眼部热敷我没有太认真地做，1 周大概也就做 1 次。不过从结果来看，我的视力还是得到了改善。太好了！

"加博尔"视力训练问答

提问 训练需要进行多长时间？

回答 至少应进行为期 14 天的训练。根据反馈，经过 28 天训练后体会到效果的人较多。

提问 应该按照怎样的频率进行训练？

回答 推荐每天都进行训练。如果比较忙，保证每周训练 3 天即可。

提问 训练太多会不会对眼睛造成负担？

回答 只要使用得当就不会。但是，如果出现眼部疲劳等不适症状，还是建议尽快结束当天的训练。

提问 每次训练应该进行多长时间？

回答 每次训练一般做 3 ~ 10 分钟，每天训练 1 次就可以。如果没有明显的疲劳感，也可以每天进行 2 次或者更多的训练。

提问 什么时间适合进行训练？

回答 训练可以随时进行，就算在身体疲劳的时候也可以。

提问 已经习惯了此训练方式，再一遍遍地重复还有用吗？

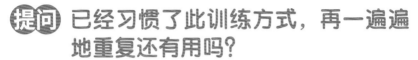 **回答** 习惯了训练而且记住了图标的位置并不会对训练效果造成影响。因为训练的最主要目的并不是得出正确答案，而是观察并试图辨识"加博尔视标"这一过程，这才与视力的改善紧密相连。

 提问 该训练有年龄限制吗？

回答 该训练没有年龄限制，从小孩到老年人都可以做。

 提问 该训练对近视、远视、老花和散光哪一个更有效？

回答 目前经过科学实证的是对近视及老花有改善效果。根据其原理，理论上推测其对远视和散光也应该有效。

 提问 使用该方法容易起效的人与不容易起效的人之间的区别是什么？

回答 因为是使用大脑的锻炼方法，因此，大脑功能良好会使该方法效果更显著。此外，如果怀着"这样做并不会让视力有所改善"这样的消极心态去训练，是很难取得良好效果的。推荐你以积极的心态来训练。

可以戴眼镜（包括隐形眼镜）进行训练吗？

 没有问题。

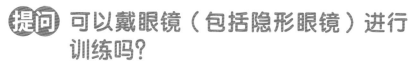 没有自信能一直坚持下去怎么办？

回答 与其想着"每天必做不可"来给自己施加压力，还不如在想做什么的时候就做自己想做的事。保持这种心态，才能让我们更好地坚持下去。今天多做一做眼部热敷，明天做一做远近拉伸训练，后天做 3 日量的"加博尔"视力训练也是没有问题的。当然，如果每天都练习的话效果可能会更好，但如果因为这样做压力太大而彻底放弃了，那就什么效果也没有了。

实践"加博尔"
视力训练

训练题目

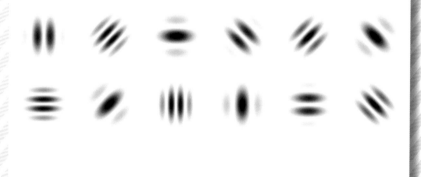

即将进入实践环节了！

让我们一起来进行"加博尔"视力训练吧！

这就是"加博尔视标" ➡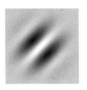

具体方法：

1. 从图中选择一个自己喜欢的条纹图案（"加博尔视标"）。

2. 在同一张图中，把与第 1 步中选择的条纹图案完全一致的图案全部找出来。

3. 另选一个条纹图案，重复上述步骤。

4. 以每次 3～10 分钟为训练时长，坚持进行上述训练。

不一定要把全部的条纹图案都找遍。

※ 如果你患有眼部疾病，请与你的主治医生商谈。如果因为"加博尔"视力训练而感到身体不适，请尽快终止练习。此外，视力改善效果存在个体差异。

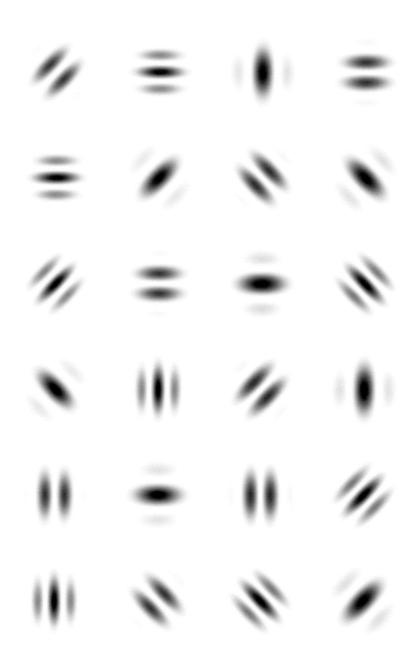

※ 答案见第 63 页。

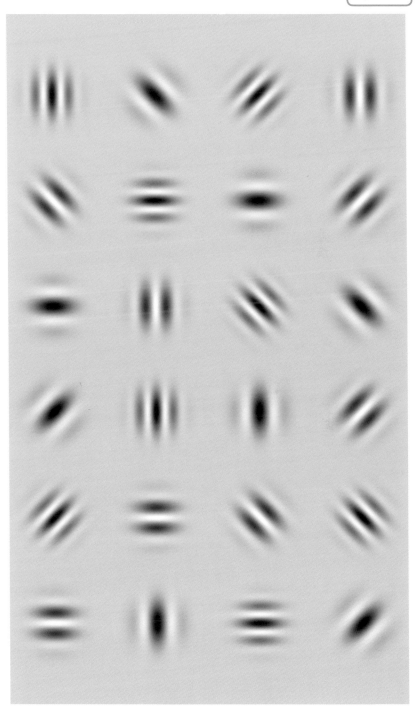

※ 答案见第 64 页。

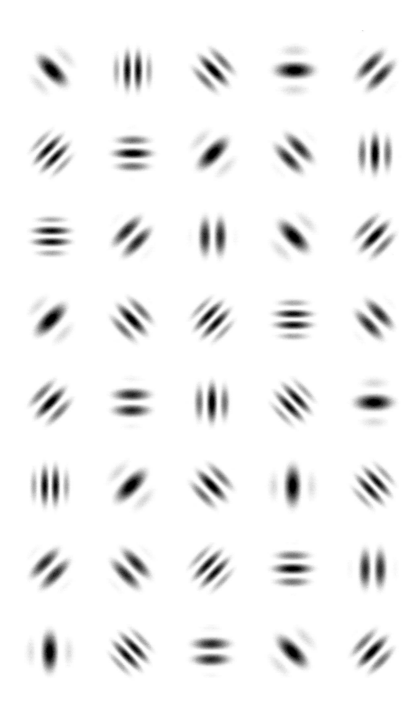

※ 答案见第 65 页。

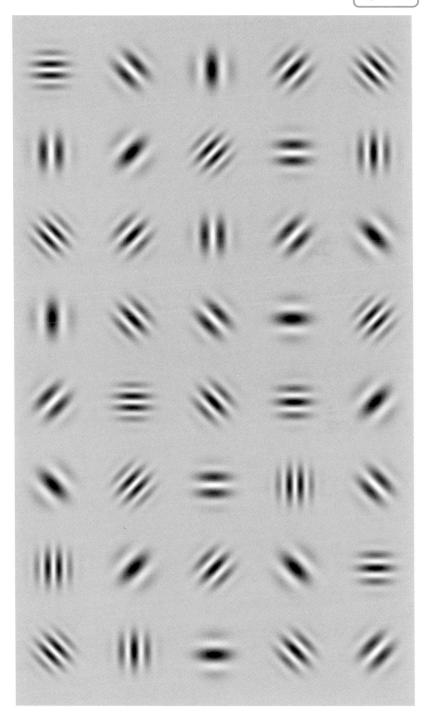

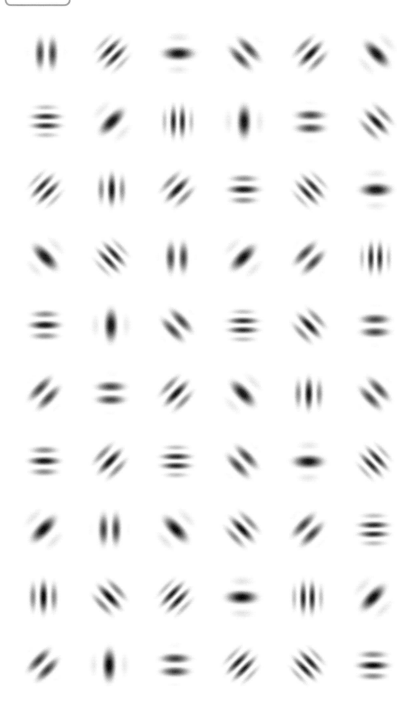

※答案见第 67 页。

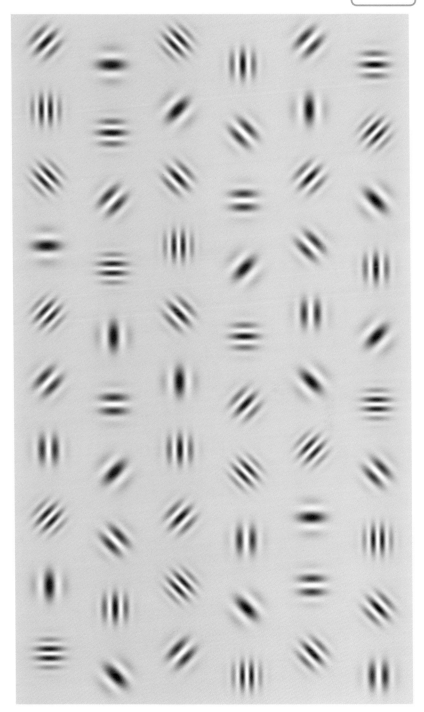

※ 答案见第 68 页。

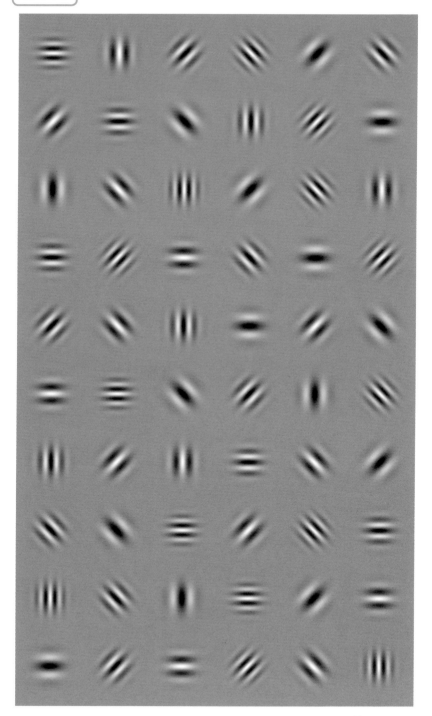

※ 答案见第 69 页。

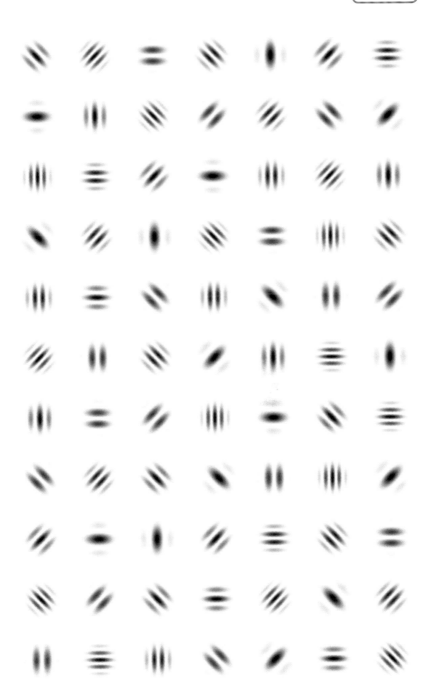

※ 答案见第 70 页。

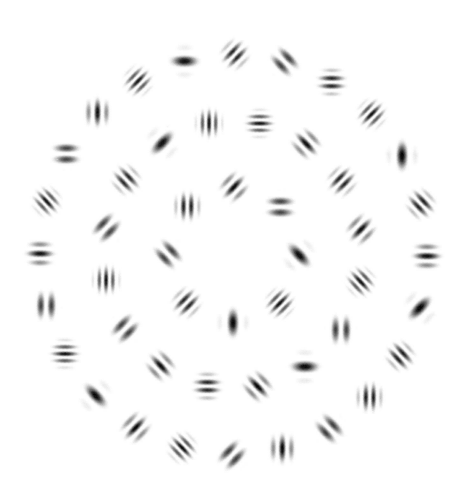

※ 答案见第 71 页。

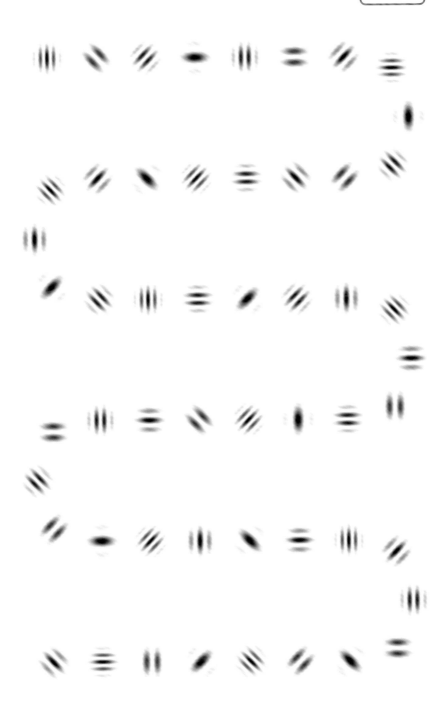

※ 答案见第 72 页。

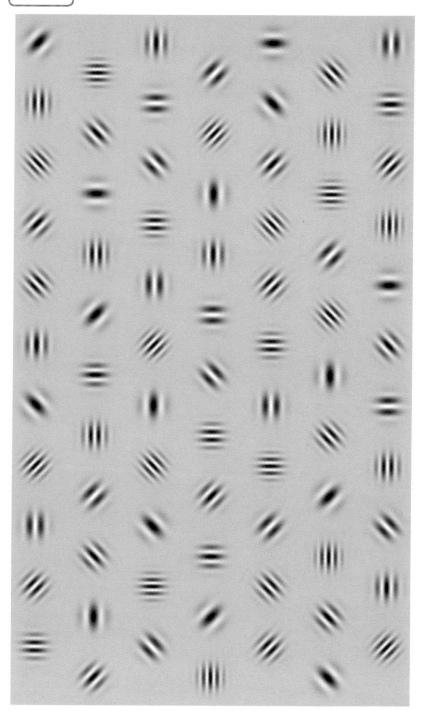

※ 答案见第 73 页。

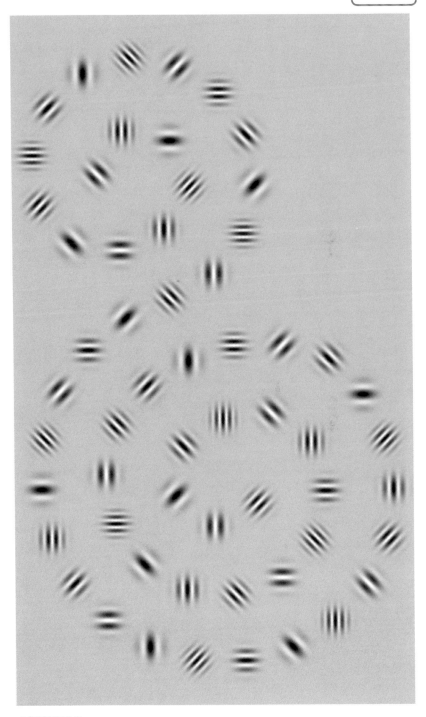

※ 答案见第 74 页。

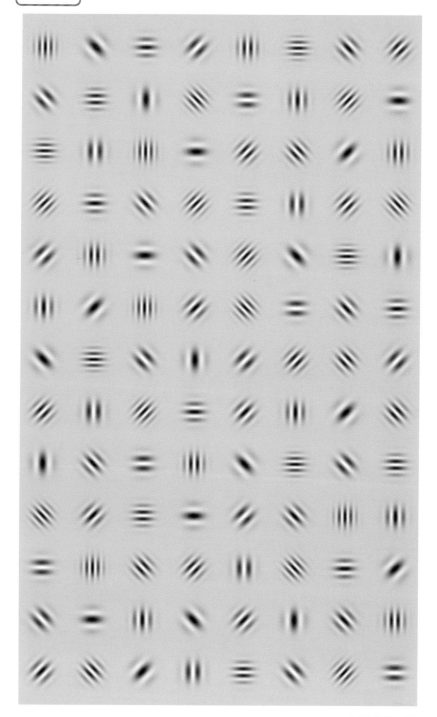

※ 答案见第 75 页。

※ 答案见第 76 页。

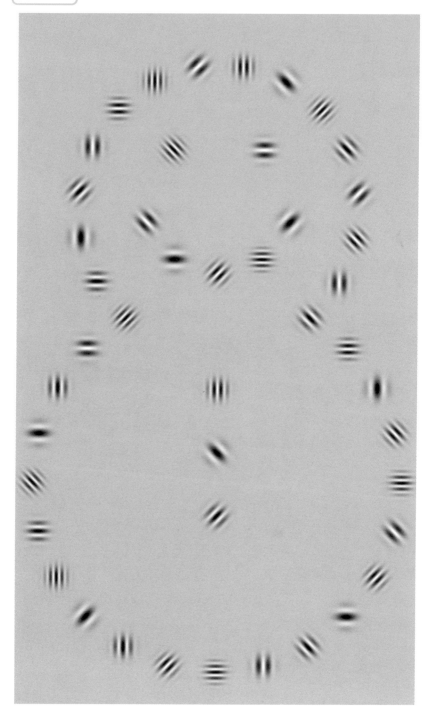

※ 答案见第 77 页。

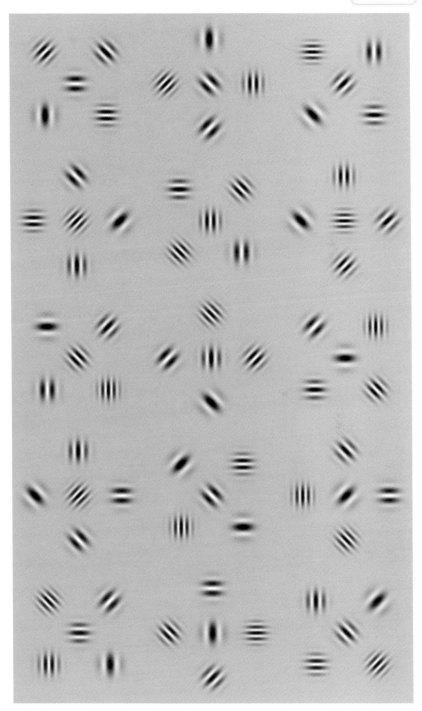

※ 答案见第 78 页。

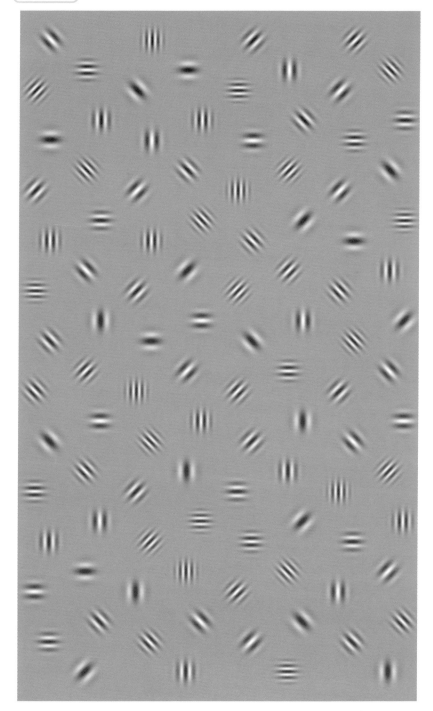

※ 答案见第 79 页。

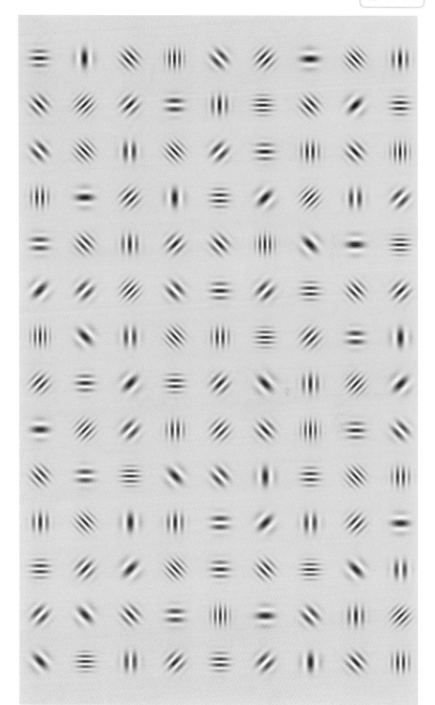

※ 答案见第 80 页。

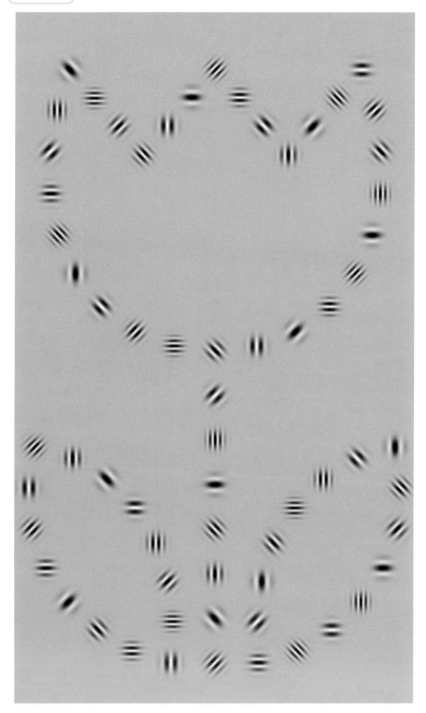

※ 答案见第 81 页。

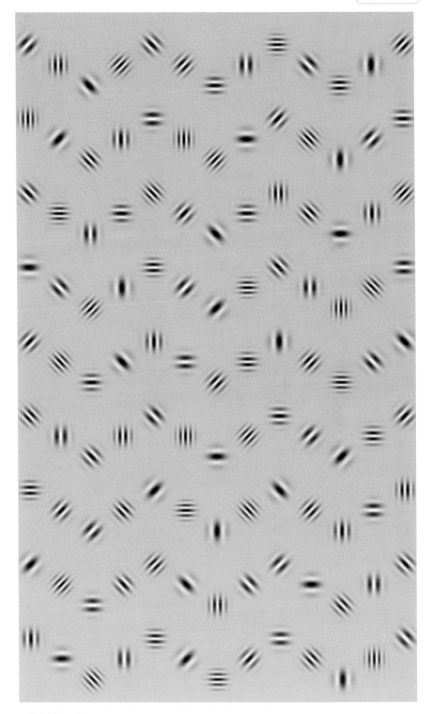

※ 答案见第 82 页。

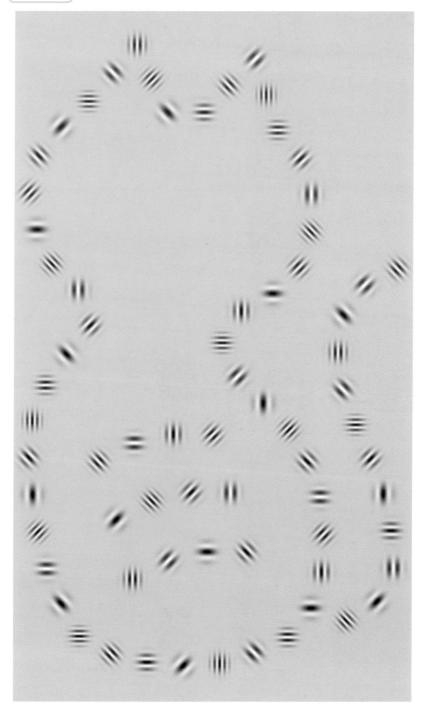

※ 答案见第 83 页。

※ 答案见第 84 页。

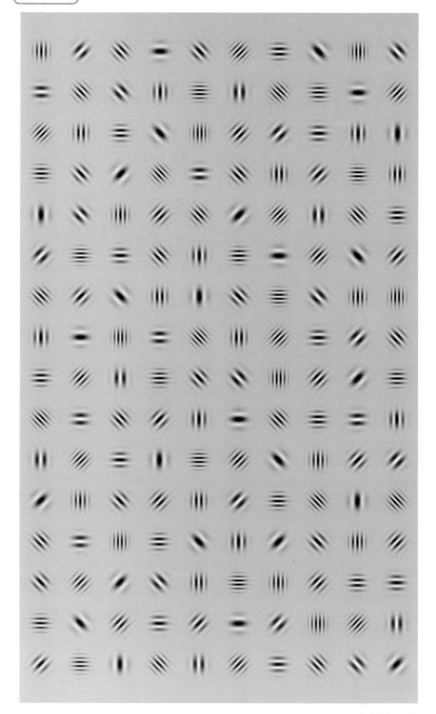

※ 答案见第 85 页。

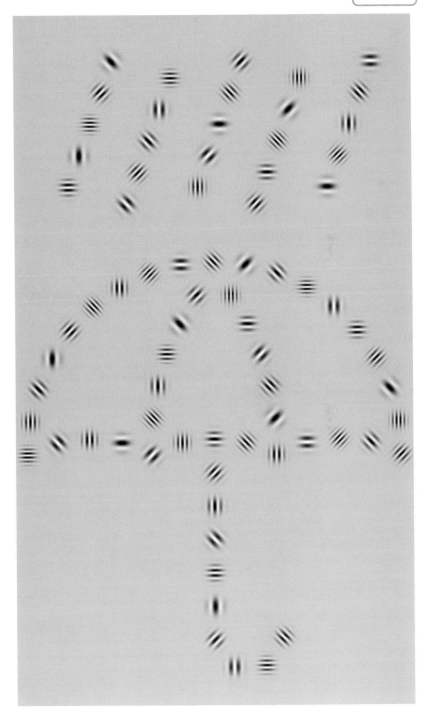

※ 答案见第 86 页。

※ 答案见第 87 页。

※ 答案见第 88 页。

※ 答案见第 89 页。

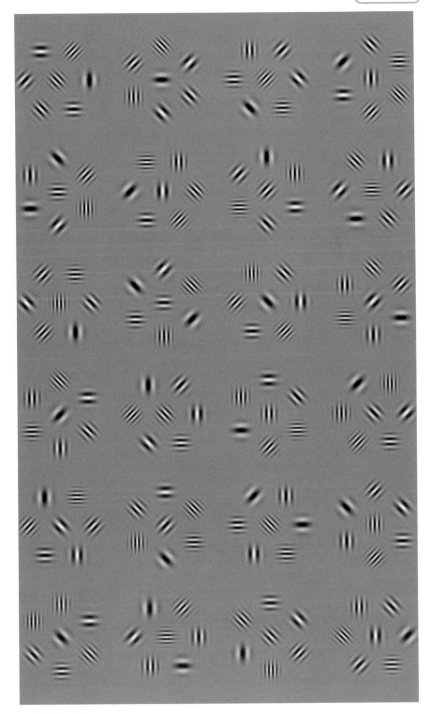

※ 答案见第 90 页。

参考答案

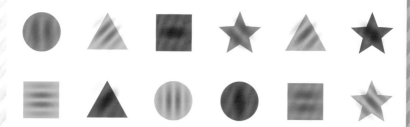

确认答案的方法

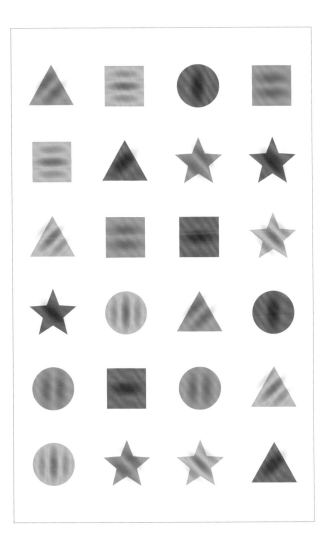

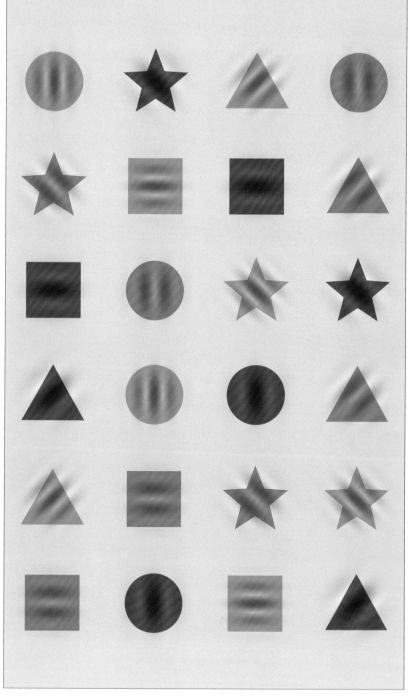

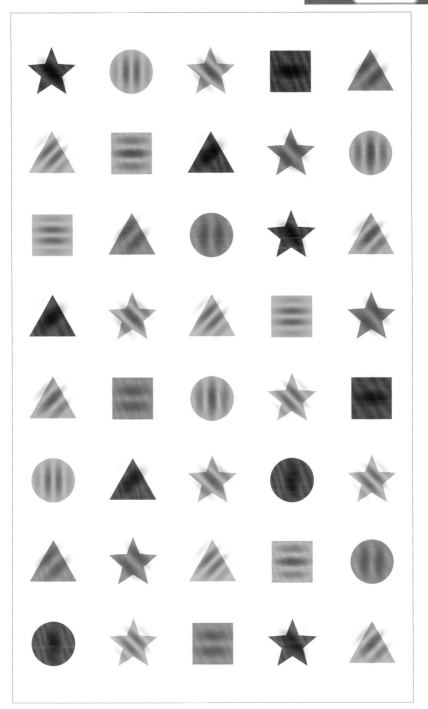

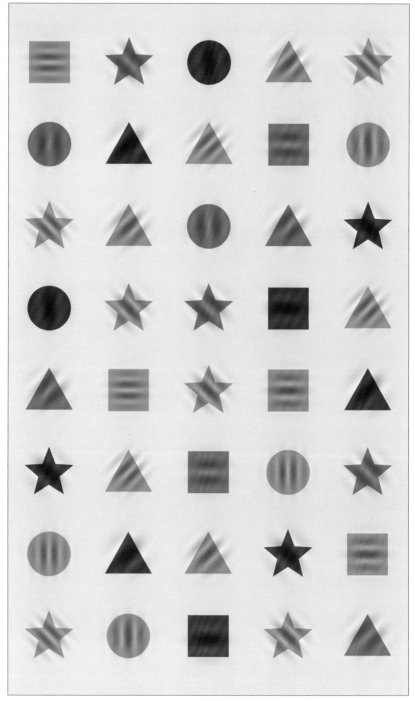

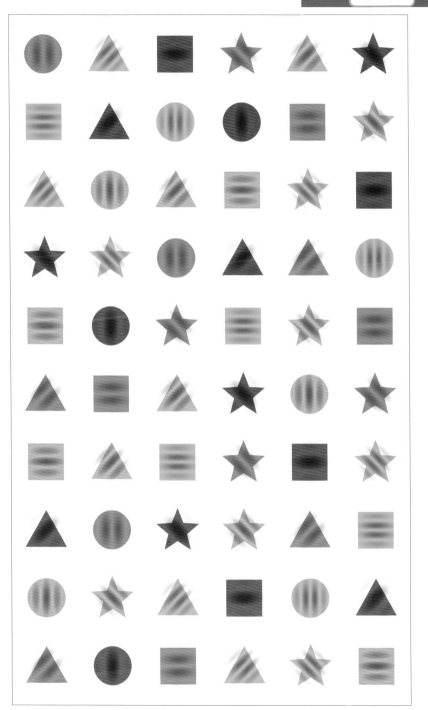

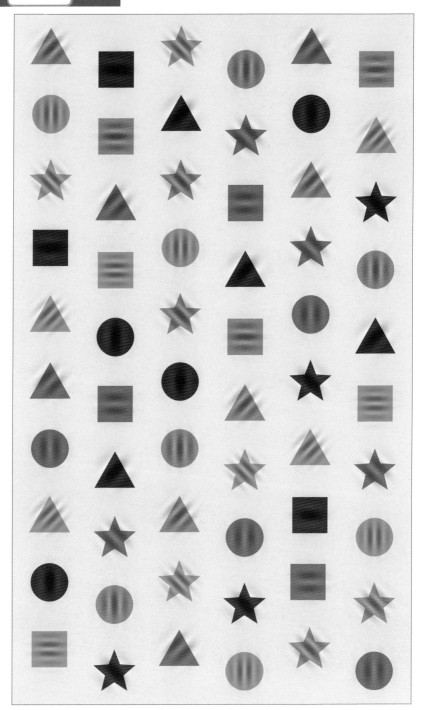

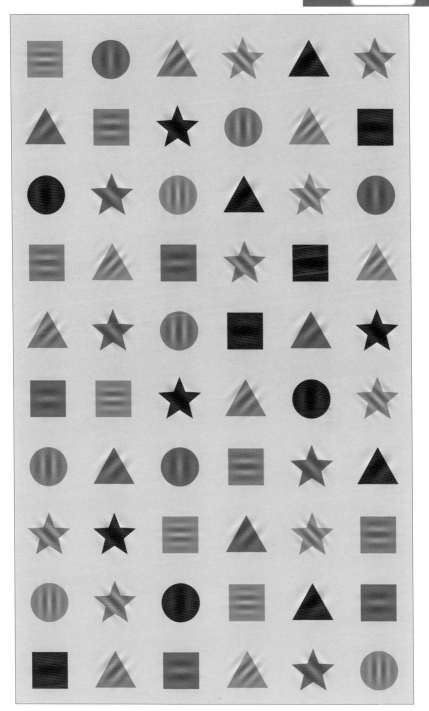

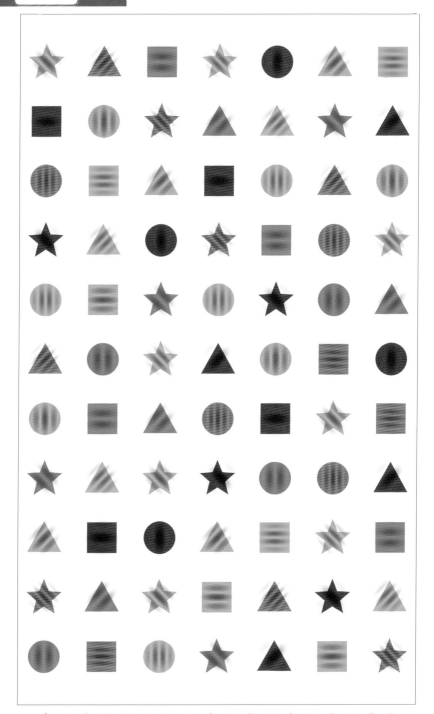

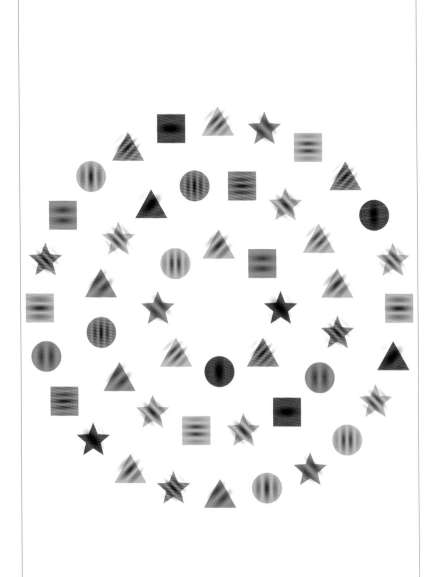

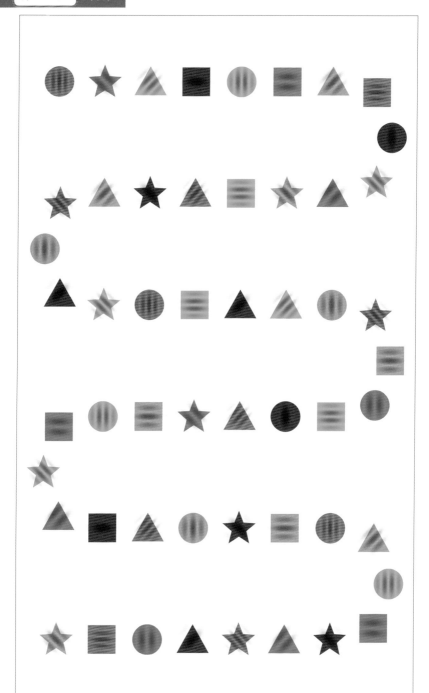

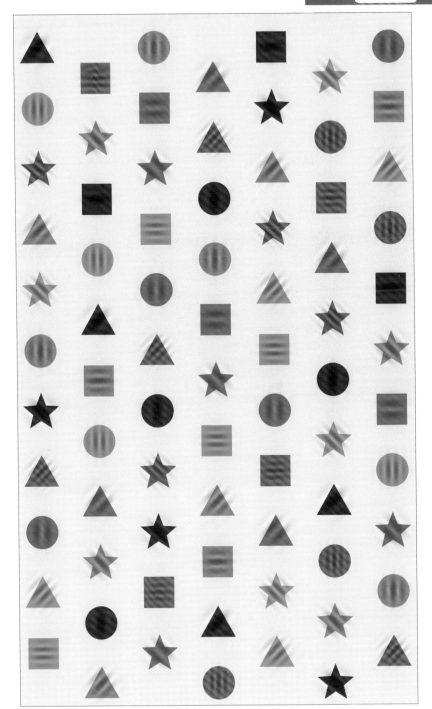

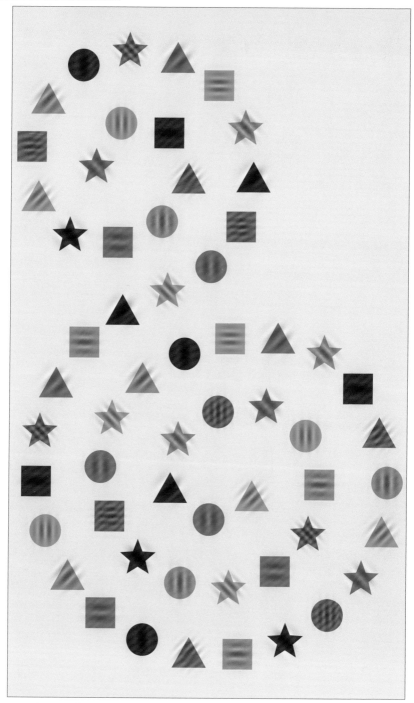

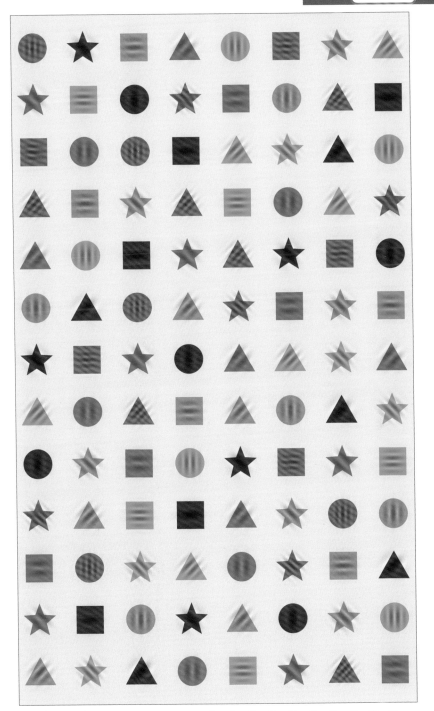

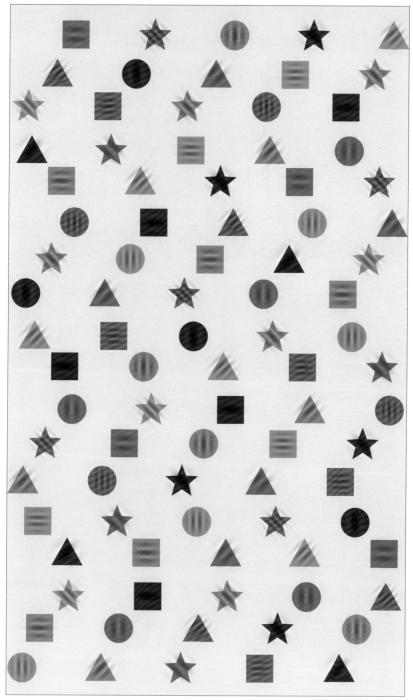

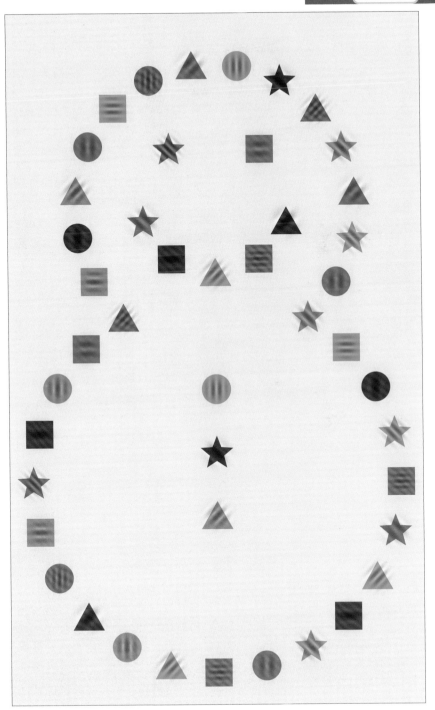

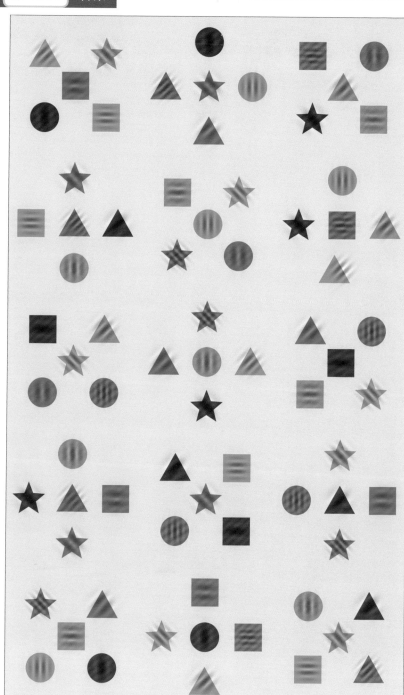

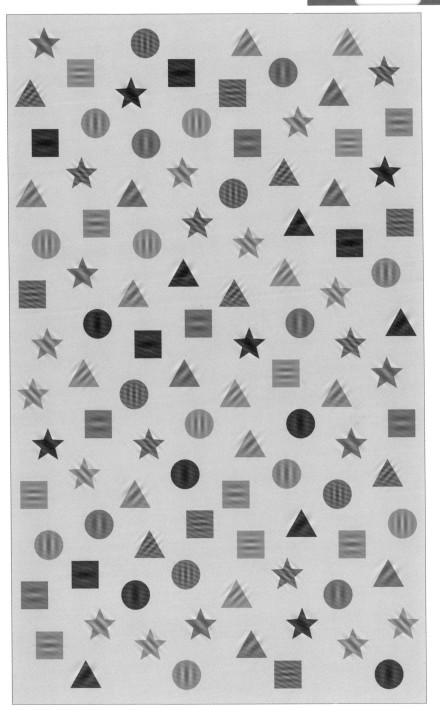

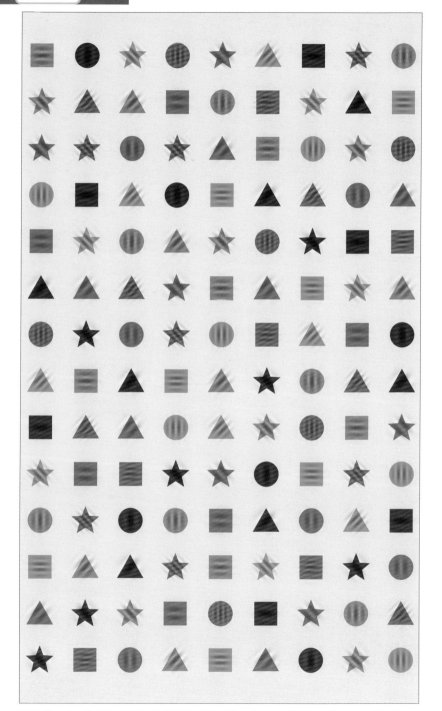

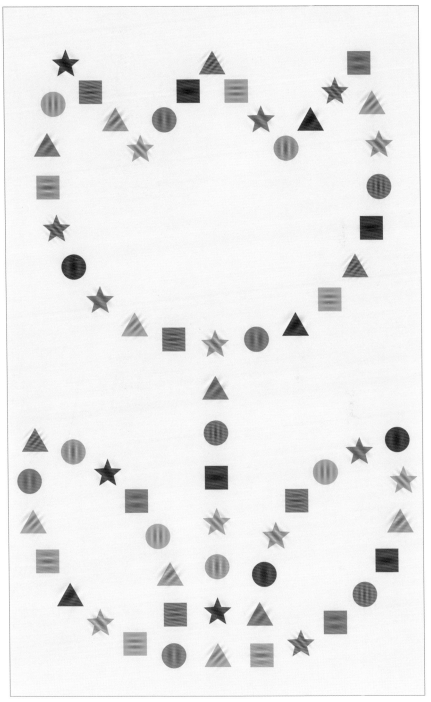

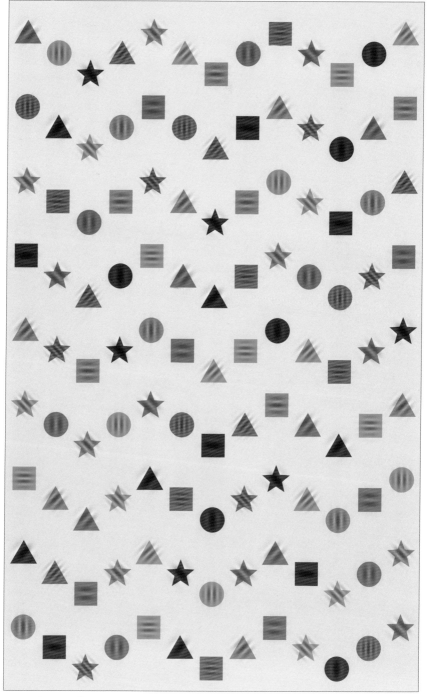

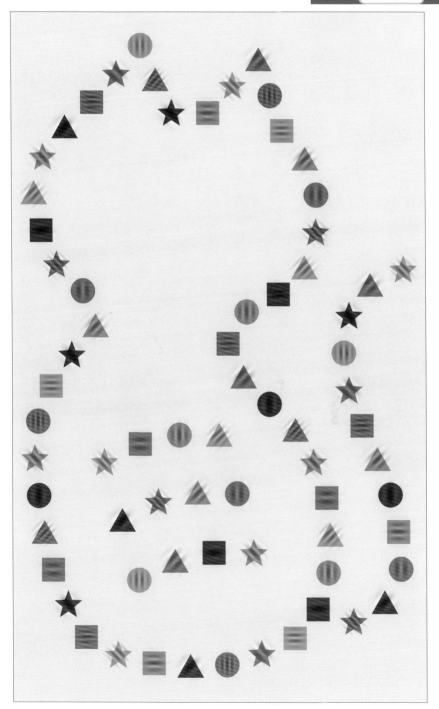

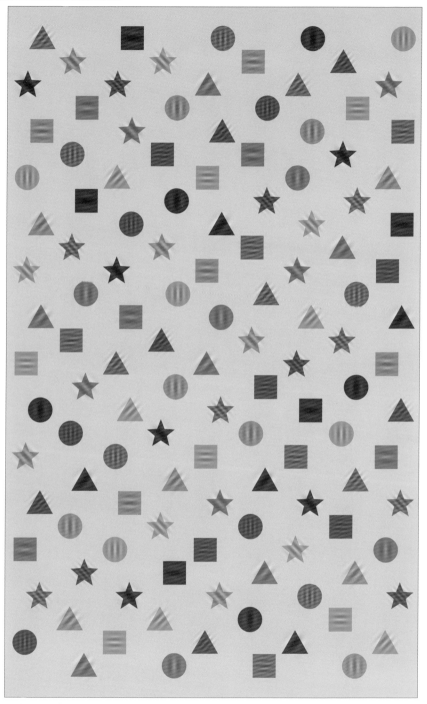

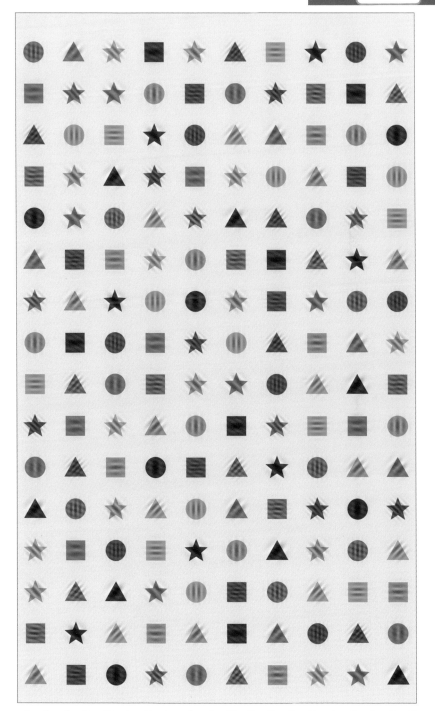

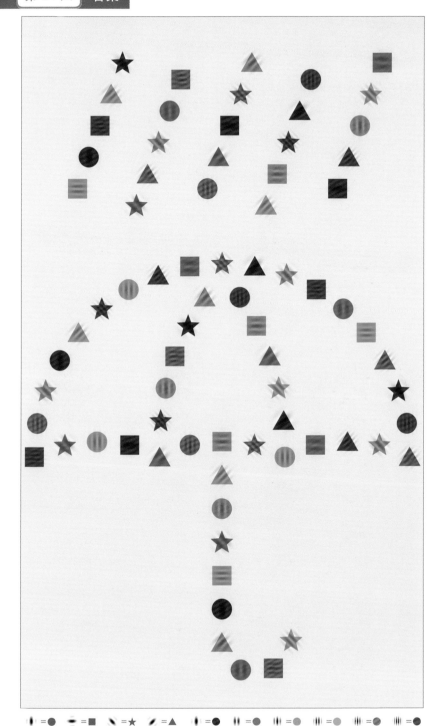

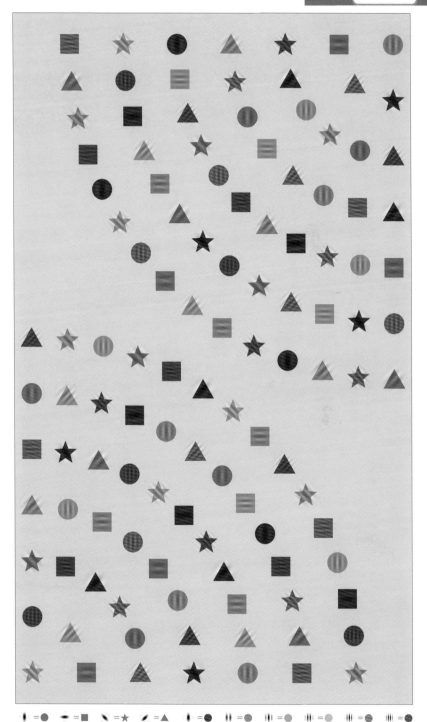

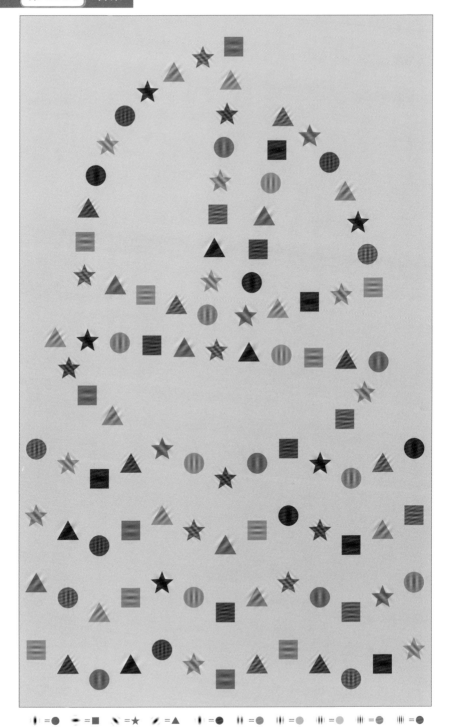

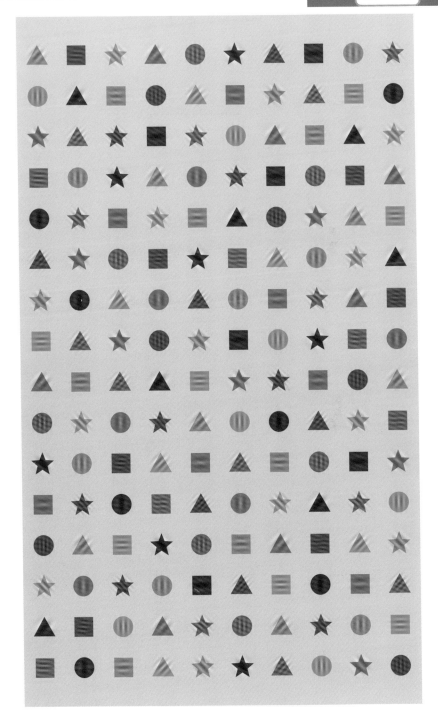

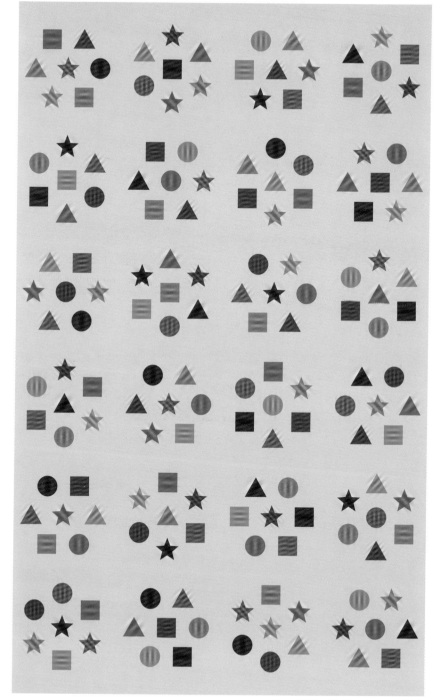

延伸训练

透视训练

用日常生活中易得的物品也能进行的视力训练

"加博尔"视力训练是用来训练"观察模糊的对象并进行判断的能力"的，相同的作用也可以用别的方法来实现。

此处介绍的方法，你需要准备的只是一张单面有字的纸，无论是单位发的资料、居委会发的传单还是学校发的讲义都可以，在白纸上用自动铅笔或圆珠笔写上字也行。

需要注意的是，请使用普通打印纸。像在传单插页中经常会用到的纸，有光泽而且非常光滑，用圆珠笔写字油墨会浮于表面，手指一碰就会蹭花，这种纸就不适合用来进行此项训练。

训练方法非常简单，只需从没有文字的一面观察另一面的文字即可。努力辨别不清晰可见的文字这一行为，与"加博尔"视力训

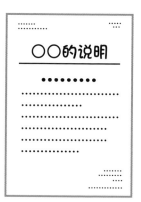

你需要准备的只是一张单面有字的纸。不一定是印刷文字，自己写上去的也可以。

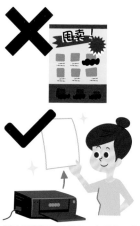

请选择普通的胶版纸。如果使用的是杂志用的那种铜版纸，会因为光几乎透不过去而无法进行训练。

练有着类似的效果。

最开始的时候，请对着光源进行训练，这样大部分人都可以比较轻松地识别背面的文字。等到熟悉此方法后，就可以不对着光源进行训练了。

每次 3 分钟左右，每天 1 次，持续进行训练吧。

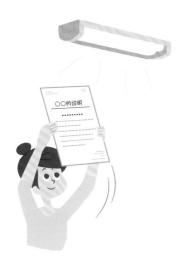

从没有字的那一面进行观察，识别纸上的文字。最开始的时候，请对着光源进行训练。

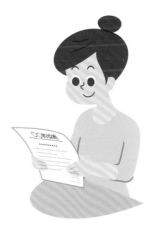

习惯以后，不用对着光源来辨别文字。

视野恢复训练

想要恢复视野，也可以进行"加博尔"视力训练

此处介绍的是改善因青光眼或因年龄增长而造成的视野缺损问题的训练。

迄今为止，已经有很多的研究给出了改善视野的方法。我们在这里介绍的，是运用"加博尔视标"进行的视野改善训练。

这里使用的是本书第 46 页中第 13 天的"加博尔"视力训练图。

1. 闭上左眼，睁开右眼。

2. 将书本向左旋转 90 度，然后凝视图案的中心。

3. 不移动视线，逐步扩展视野，使视野扩展到整个图案的范围。

4. 如果整张图都是清晰的，那么视野就不存在问题，可以结束训练。如果视野内存在缺损或是模糊的部分，就说明视野存在问题，请继续往下进行第 5 步的训练。

5. 保持图案（书本）和视线不动，试着辨认处于看不见的部分与看得见的部分交界处的"加博尔视标"的形状。

6. 如果不能很好地进行判断，可以将图案移动至视野中比较清晰的地方，确认辨认的结果是否正确。

7. 对其他处于视野缺损边界处的"加博尔视标"也进行同样的训练。

8. 换左眼进行同样的训练。

重复进行以上训练，能够清晰看到的部分会逐渐扩大。如果习惯了本页的训练，也可以选择本书第 51 页（第 18 天）、第 56 页（第 23 天）这类"加博尔视标"如同棋盘格一样紧密排列的页面来进行

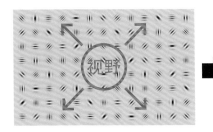
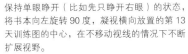
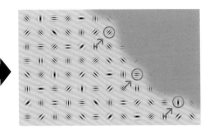

保持单眼睁开（比如先只睁开右眼）的状态，将书本向左旋转 90 度，凝视横向放置的第 13 天训练图的中心，在不移动视线的情况下不断扩展视野。

尝试辨认视野缺损边界处的"加博尔视标"。随后，将图案移至视野中比较清晰的地方，确认刚才辨认的结果是否正确。

挑战。在选择要挑战的页面时，请尽量选择"加博尔视标"均匀排布于图中、没有太大空白的。

用其他表面密布文字的材料也可以进行训练。

更多视力提升方法

方法1：远近拉伸训练

只用食指，无论在哪里都可以进行训练

本方法对老花眼的人或是经常使用电脑的人效果更明显。

训练方法非常简单，只需要重复"看远处，看近处，再看远处……"就可以了。

看远处的时候，只要景物在 2 米之外就行。如果在外出的时候想进行训练，随处都可以找到合适的地点。即使是在室内也没有问题（卫生间或浴室等特别狭小的房间除外）。就算是只能容纳 1.5 张榻榻米大小的房间，也有 2.5 米左右的长度，因此，从房间的一端看另一端就可以达到 2 米以上的距离。如果有窗户的话，可以往窗外看。

接下来则是要看近处。在距离眼睛 30 ～ 40 厘米的地方竖起食指，双眼注视食指指尖。这个训练在等地铁之类的空闲时间也可以完成。如果周围有很多人，感觉竖起手指很尴尬的话，也可以将前面排队的人的后脑勺看作手指来进行训练。

看远处之后看近处，这个动作共重复 10 次。

在一天内进行多次训练也没有问题。

这项训练为何会产生作用呢？这是因为在日常生活中，我们经常长时间只看向同一个地方，比如一直盯着电视、手机、报纸或者是书，这会使我们眼睛的睫状肌发生痉挛。远近拉伸训练可以通过交替看远处和近处给眼睛的聚焦带来变化，从而使睫状肌的痉挛状态得到解除，使其能更流畅地完成任务。

在"加博尔"视力训练的基础上，增加远近拉伸训练，能够有

效缓解视疲劳，由于长时间看手机而造成的看不清近处的问题也可以得到很好地解决。

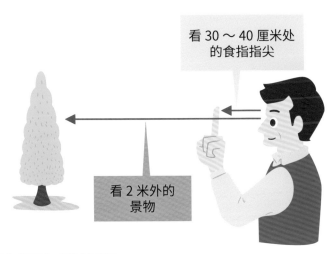

看 30 ～ 40 厘米处的食指指尖

看 2 米外的景物

只需重复 10 次 "看远处，看近处" 即可

方法 2: 眼部热敷

温暖眼睛，心情也会变好！

热敷眼部会促进眼部血液循环。这样，不仅能起到改善视力的作用，还能改善头痛、肩膀僵硬、烦躁和自主神经系统功能紊乱等问题。

如果条件允许的话，可以每天早、晚各进行 1 次。平时用眼过度的人，比如长时间用电脑阅读资料的人，或是爱好读书的人，也可以在中午多做 1 次。

具体做法有 3 种，请选择自己喜欢的做法进行尝试。

基础版眼部热敷

1. 将毛巾浸湿，轻轻拧去水分，然后放入微波炉中加热约 40 秒（注意控制加热时间，不要使温度过高，以免造成烫伤）。

2. 闭上双眼，将毛巾置于眼部。

3. 等毛巾冷却下来就可以结束了。

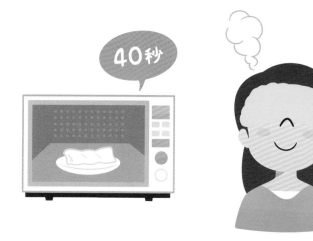

简易版眼部热敷（手掌热敷）

1. 双手手掌相互摩擦（10 次左右）至热。

2. 掌心虚含，变成空心掌。

3. 用双掌扣住双眼，保持 30 秒至 1 分钟。

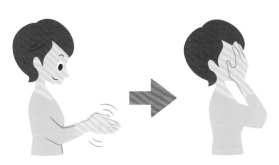

请注意：掌心不要碰触眼睑，而是手掌保持中空状态
轻轻盖住双眼。

眼贴敷眼

市面上可以买到各种热敷眼贴，有打开包装就会升温的一次性
眼贴，也有可以放在微波炉中加热供多次使用的眼贴。按照说明书
使用即可。

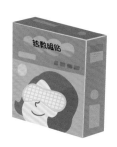

方法 3：多吃菠菜

比吃蓝莓效果还要好

　　一提到可以改善视力的食物，大家可能首先想到的就是蓝莓。比起蓝莓，我更推荐大家食用菠菜。

　　蓝莓富含花青素，这是一种能够使身体不易"生锈"的抗氧化剂。然而，花青素会作用于全身，因此，能够作用于眼部的只是我们吸收量的一小部分。

　　菠菜富含叶黄素，它能够集中作用于眼部，对改善白内障、老花眼以及可导致失明的黄斑变性颇具效果。

　　每天吃 2 棵菠菜就能够满足我们身体对叶黄素的需求（每天 10 毫克）。菠菜有多种烹饪方法，我推荐煮后食用或者炒着吃，特别是炒着吃这样使用油的烹饪方法，能够促进叶黄素的吸收。

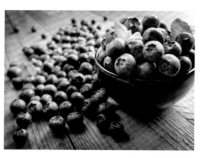
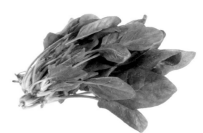
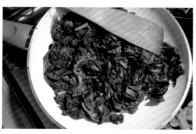
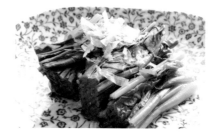

方法 4：云雾法

使用在十元店就能够买到的便宜老花镜，同样可以进行改善视力的训练。我们要用到的是 200 度的老花镜，训练方法如下，非常简单。

1. 戴上老花镜（平时戴眼镜的人，可以将老花镜戴在自己的眼镜之上）。

2. 看 2 米之外的事物，具体看什么没有限制，看电视、看风景都可以。

3. 3 ~ 10 分钟后摘下老花镜。

戴上老花镜看远处的时候，你可能感觉眼前一片模糊，不用担心，我们是故意这么做的。这被称为"云雾法"，视力检查中有时也会用到这种方法。

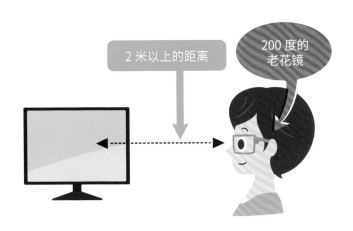

这种方法不仅能够改善老花和近视，还可以缓解视疲劳。可能会有一部分人不适合使用此方法。如果你在使用中感到不适，请改用本书第 98~99 页的远近拉伸训练。如果你的年龄在 18 岁以下，请勿使用本方法。

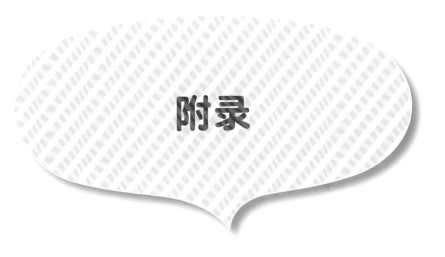

附录

附录 1: 老花眼患者专用近视力检查表

使用方法:

- 从约 30 厘米远的地方看本视力表。
- 检查是否可以看到各圆环的缺口方向。能看清缺口方向的最小圆环旁边对应的数字即为视力数值。
- 分别检查右眼、左眼、双眼视力。

说明:

- 可以戴着除老花镜以外的框架眼镜或隐形眼镜进行测试。
- 近视眼患者请使用本书第 108 页的视力检查表进行测试。

老花眼患者专用近视力检查表

0.1	◖	◖	◖
0.2	C	◖	◖
0.3	◖	◖	C
0.4	◖	C	◖
0.5	c	◖	◖
0.6	◦	◦	◦
0.7	c	◦	◦
0.8	◦	c	◦
0.9	◦	◦	◦
1.0	◦	◦	◦

附录 2：近视眼患者专用远视力检查表

使用方法：

- 从约 3 米远的地方看本视力表。
- 检查是否可以看到各圆环的缺口方向。能看清缺口方向的最小圆环旁边对应的数字即为视力数值。
- 分别检查右眼、左眼、双眼视力。

说明：

- 请务必摘下眼镜（包括隐形眼镜）进行测试。
- 老花眼患者请使用本书第 106 页的视力检查表进行测试。
- 将视力表复印后贴在墙上，会更方便使用。

近视眼患者专用远视力检查表

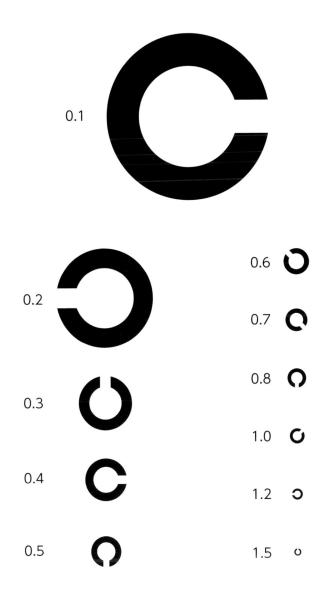

0.1

0.2

0.3

0.4

0.5

0.6

0.7

0.8

1.0

1.2

1.5

结语

看完本书，你觉得"加博尔"视力训练怎么样？如果你已经实践了书中的方法，那么你应该已经体会到了它的效果。

如果你的基础视力较差，可能在训练初期很难体会到显著的效果。这时，回想一下，训练后看电视是否比以前更轻松，或者读书能读得更久？如果答案是肯定的，我们可以以此为动力来坚持训练。

对于近视眼和老花眼，医生经常会说："除了手术，其他措施都没有什么意义。"但是，我时常反思，真的就没有其他有效的改善视力的方法了吗？作为一个眼科医生，我是不是还能作出一些贡献？因而，我出版了本书。希望通过阅读本书，大家能更好地保护视力。当然，如果感觉眼部不适，注重自我护理是非常重要的，但同时也应当及时去医院就诊。

最后，感谢在本书出版前就已经开始尝试"加博尔"视力训练的各位人士的配合与帮助。

平松类

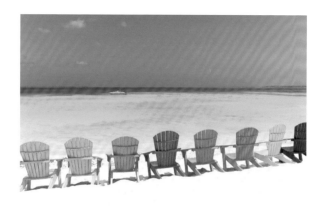

参考文献

[1] CAMILLERI R, PAVAN A, GHIN F, et al. Improving myopia via perceptual learning: is training with lateral masking the only (or the most) efficacious technique? [J]. Attention Perception & Psychophysics, 2014, 76 (8): 2485-2494.

[2] DURRIE D, MCMINN PS. Computer-based primary visual cortex training for treatment of low myopia and early presbyopia [J]. Transactions of the American Ophthalmological Society, 2007, 105: 132-140.

[3] POLAT U. Making perceptual learning practical to improve visual functions [J]. Vision Research, 2009, 49 (21): 2566-2573.

[4] POLAT U, SCHOR C, TONG JL, et al. Training the brain to overcome the effect of aging on the human eye [J]. Scientific Reports, 2012 (2): 278.

[5] DELOSS DJ, WATANABE T, ANDERSEN GJ. Improving vision among older adults: behavioral training to improve sight [J].Psychological Science, 2015, 26 (4): 456-466.

[6] STERKIN A, LEVY Y, POKROY R, et al. Vision improvement in pilots with presbyopia following perceptual learning [J]. Vision Research, 2018, 152: 61-73.

[7] YEHEZKEL O, STERKIN A, LEV M, et al. Gains following perceptual learning are closely linked to the initial visual acuity [J]. Scientific Reports, 2016 (6): 25188.

[8] HUURNEMAN B, BOONSTRA FN, COX RF, et al. Perceptual learning in children with visual impairment improves near visual acuity [J]. Investigative Ophthalmology and Visual Science, 2013, 54 (9): 6208-6216.

[9] SABERL BA, GUDLIN J. Vision restoration training for glaucoma: a randomized clinical trial [J].JAMA Ophthalmology, 2014, 132 (4): 381-389.

[10] GUDLIN J, MUELLER I, THANOS S, et al. Computer based vision restoration therapy in glaucoma patients: a small open pilot study[J]. Restorative Neurology and Neuroscience, 2008, 26 (4/5): 403-412.

[11] SABEL BA, HENRICH-NOACK P, FEDOROV A, et al. Vision restoration after brain and retina damage: the "residual vision activation theory"[J]. Progress in Brain Research, 2011, 192: 199-262.